# LA

## NOUVELLE SALLE D'OPÉRATIONS

ET LE

# SERVICE DE GYNÉCOLOGIE

## à l'Hôpital Saint-Joseph

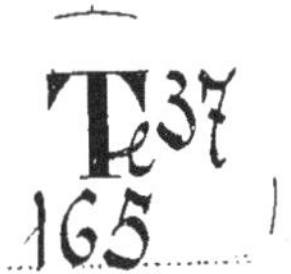

PAR

## le D' LE BEC

*Lu au Congrès international de Bruxelles 1892*

PARIS

IMPRIMERIE F. LEVÉ

RUE CASSETTE, 17

1892

# LA

## NOUVELLE SALLE D'OPÉRATIONS

### ET LE

# SERVICE DE GYNÉCOLOGIE

## à l'Hôpital Saint-Joseph

PAR

## le D<sup>r</sup> LE BEC

*Lu au Congrès international de Bruxelles 1892*



## PARIS

### IMPRIMERIE F. LEVÉ

RUE CASSETTE, 17

1892

# LA
# NOUVELLE SALLE D'OPÉRATIONS

### ET LE

# SERVICE DE GYNÉCOLOGIE

## à l'Hôpital St-Joseph de Paris

PAR

le Dʳ LE BEC

---

Le Conseil d'administration de l'hôpital Saint-Joseph, fondé en 1884 par des souscriptions volontaires, a décidé cette année la construction d'un pavillon destiné exclusivement aux opérations chirurgicales.

Grâce à la généreuse initiative de M. Riant, conseiller municipal de Paris, et secondé par l'intelligente collaboration de M. Lequeux, architecte de l'hôpital, qui ont bien voulu me charger d'arrêter le plan et la disposition intérieure de la salle d'opération, il nous a été facile de répondre à toutes les exigences de la science chirurgicale moderne, compliquées de la nécessité d'admettre des spectateurs, et en même temps d'assurer le plus grand bien-être possible pour les malades.

Le pavillon, qui renferme la salle d'opérations, est placé à l'est du service de chirurgie. La distance qui le sépare du premier pavillon de malades est de 20 mètres. Il est relié à ce pavillon par une galerie bitumée et couverte, qui permet le transport des malades sur un lit roulant.

Ce pavillon renferme : la salle d'opérations, quatre chambres d'isolement, un cabinet pour le chirurgien, un pour la sœur surveillante, une petite pièce pour endormir les malades, et les water-closets.

Toutes ces pièces sont élevées de 1 m. 50 au-dessus du sol, et au-dessous sont de vastes sous-sols très aérés et hauts de 3 mètres, ce qui met à l'abri de toute humidité venant de la terre.

## SALLE D'OPÉRATIONS

Nous avions pour la salle d'opérations à résoudre un double problème : la rendre aussi aseptique que possible, et y admettre des élèves nombreux. Nous avons combiné la situation et la hauteur des bancs, ainsi que les fenêtres, de telle manière que les assistants puissent voir tous les stades des opérations même vaginales, sans intercepter la lumière, et sans gêner l'opérateur ou ses aides.

La salle a la forme d'un rectangle dont une des extrémités est arrondie. Elle a 8 mètres de longueur et 6 de large, son grand axe est dirigé du nord au sud.

Les fenêtres sont disposées pour donner le meilleur éclairage possible. La face arrondie contient une vaste baie vitrée, large de 2 m. 50 et haute de 4 mètres. Le bas de cette fenêtre descend à 0 m. 50 du sol, ce qui assure un éclairage horizontal parfait. Les côtés ont chacun deux fenêtres larges de 1 m. 50 et hautes de 4 mètres. Le plafond est à jour et contient une baie vitrée longue de 3 m. 50 et large de 2 m, 50. Cette baie est fermée par un double châssis vitré : un sur le toit, l'autre au niveau du plafond ; ce dernier pouvant être nettoyé par le grenier.

Il en résulte que le jour entre partout à la fois, l'opéré est éclairé de tous côtés, comme dans une véritable serre, et aucune partie ne peut rester dans l'ombre. Les fenêtres sont à double chassis, pour éviter la déperdition de chaleur en hiver.

L'éclairage de nuit se fait par des accumulateurs électriques. Le dynamo est actionné par la machine à vapeur de l'hôpital. Par ce même moyen, nous avons à notre disposition des lampes électriques portatives, des galvano-cautères, en usage dans les services de chirurgie, et les services des spécialités des oreilles et des yeux.

Les murs sont revêtus de plâtre et peints d'une épaisse couche de peinture au vernis de teinte blanche. Nous avons rejeté successivement le verre, comme étant trop fragile et trop cher, les carreaux vernissés dont l'application nécessite de nombreux joints et qui peuvent se détacher. La peinture bien faite est facile à entretenir, elle peut se laver à grande eau et quand elle est souillée, il suffit d'en appliquer une nouvelle couche.

Les angles sont soigneusement arrondis.

Le sol de la salle est d'une importance capitale. Il est en effet destiné à recevoir le sang, les liquides contenus dans les tumeurs, et toutes les impuretés que les pieds apportent de la rue. Il faut donc qu'il soit résistant, sans aspérités et d'un nettoyage facile. Dans les salles que nous avons vues on a tout essayé : le bois, les dallages de carreaux, la mosaïque. Toutes ces substances sont imparfaites. Le bois se pourrit trop vite, il sèche lentement, et se détache par éclats. Les dallages de carreaux se disjoignent et la mosaïque très solide est extrême-ment froide aux pieds en hiver.

Nous avons adopté le ciment dont Maunoury se loue à sa salle de l'hôpital de Chartres Malgré sa teinte grise, qui n'est pas agréable à l'œil, il offre un grand avantage ; on peut le tenir parfaitement propre avec la plus grande facilité.

La seule infériorité du ciment, est la production de fissures. On peut les éviter en mettant au-des-sous une couche de béton suffisante, et en faisant l'enduit de toute la salle en un seul jour. De cette manière il ne se fait pas de retraits partiels dans la masse, ce qui est inévitable quand le sol est fait en deux ou trois jours.

Le sol a une légère pente qui aboutit à une bouche d'égout : cette ouverture est pratiquée près de l'endroit où se trouve la table à opérations. Nous avons préféré la mettre là plutôt que dans un point éloigné parce que les liquides antiseptiques que nous versons en abondance sur les régions opé-rées ont un écoulement plus rapide, et que les pieds ne baignent pas dans l'eau sanguinolente.

On pourrait craindre que des émanations pus-sent sortir de l'égout. Nous avons prévenu ce dan-ger, par le moyen d'un siphon bien fait, long de $0^m,60$ et facile à nettoyer à la main. L'égout dans lequel il se jette ne reçoit que les eaux du pavillon d'opérations.

La ventilation d'une salle destinée comme la

nôtre à contenir un assez grand nombre de personnes, et devant être élevée à une température de
plus de 20 degrés centigrades pendant les laparoto-
mies, est d'une importance capitale. Elle est assurée
par des ouvertures carrées, placées dans le plafond,
que l'on peut ouvrir et fermer à volonté, et par les-
quelles il se fait une aspiration suffisante.

Le chauffage est obtenu par un calorifère à eau
chaude, système Genestre et Hercher, qui distribue
sa chaleur dans tout le pavillon, la salle d'opérations, les chambres et les water-closets. Les tubes
à ailettes rayonnantes sont disposées circulairement tout autour de la salle, et dissimulés sous les
gradins destinés aux élèves. La disposition est telle
que la chaleur rayonnante se répand dans la salle
et ne peut les incommoder.

Le calorifère est construit de telle manière que
les tuyaux de chauffe des chambres peuvent être
fermés, de sorte que l'on peut à volonté, hiver
comme été, élever la température de la salle d'opérations jusqu'à 22 degrés centigrades sans sur-
chauffer les chambres. Il en résulte que la salle est
toujours prête à être utilisée.

Sur le mur plein du fond, sont disposés les acces-
soires de la salle, des tablettes en verre portant les
bocaux et pièces à pansement.

Un large lavabo, des filtres Pasteur et un appa-
reil générateur de chaleur chauffé au gaz, don-
nant à volonté de l'eau stérilisée froide ou chaude.
Cette eau sert à tous les usages, lavage des opérés,
préparation des liquides antiseptiques. Elle peut
être rapidement bouillie à part et servir à laver le

péritoine. C'est même la seule qui soit employée pour le lavage des mains.

### ÉLÈVES

Notre salle est destinée à recevoir des élèves, comme je l'ai dit plus haut, et la grande difficulté est de disposer les bancs de manière que tous puissent bien voir, sans gêner l'opérateur ou les aides. Voici comment nous avons résolu ce problème :

Un banc unique est disposé circulairement dans les deux tiers de la salle, passant devant la grande fenêtre du fond cintré. Les élèves y ont accès par les extrémités seulement. L'estrade qui porte ce banc est à 0,40 au-dessus du sol de la salle, et c'est en arrière du banc que sont placés les tubes de chauffage.

Devant est un appui en fer avec une planchette pour écrire.

La distance qui sépare cet appui de la table d'opérations est réduite au minimum, 1 m.30. De cette manière, les assistants dominent l'opérateur, et étant aussi peu éloignés que possible, ne perdent rien de l'opération. De plus, la lumière venant largement du plafond et de tous côtés, le rang unique, placé devant la fenêtre, ne nuit pas à la clarté. On peut facilement faire toutes les opérations vaginales et en faire voir les détails aux assistants.

La possibilité d'établir un second rang est prévue. Il sera élevé au-dessus du premier et supporté par des colonnes. Le plancher sera à 1 m. 80 au-dessus du sol du premier rang, et à 1 m. 75 au-dessus de la table d'opérations, qu'il dominera complètement. On y montera par des escaliers à vis.

Chacun des deux rangs est calculé de manière à contenir 25 personnes.

Notre table est très simple. Elle se sépare en deux par le milieu et est combinée de manière à servir pour toutes les opérations de la chirurgie et de la gynécologie. Elle est conçue sur le plan de celle de Julliard de Genève. Une cuvette et un couvercle. Elle a seulement 0 m. 60 de haut, pour pouvoir opérer assis. Les deux parties sont solidement réunies par des crochets.

L'une d'elles a un couvercle pouvant se relever et portant des barillets métalliques. Dans ces barillets on peut mettre à volonté, soit des gouttières tenant les jambes allongées, soit des colliers de cuir soutenus par des tiges coudées, tenant les jambes relevées pour les opérations vaginales.

Sur les tables sont de petits coussins de moleskine garnis de crin.

Les tables sont en fer, les couvercles en zinc épais et troués. La cuvette est pourvue à son centre d'un large tuyau qui conduit directement les liquides dans un seau de toilette placé sous la table. Le tout peut se laver à grande eau après chaque opération.

## PAVILLONS DES MALADES

Le pavillon le plus rapproché de la salle à opérations est particulièrement distribué en vue d'un service de gynécologie. Il contient : au rez-de-chaussée, une salle de 12 lits, 2 chambres à 1 lit, une salle spéciale pour les examens et les pansements au spéculum, le cabinet de la sœur, et une petite tisannerie ; au premier étage, une salle de 12 lits ; 4 chambres de 1 lit et une à 2 lits, dans le sous-sol une petite salle de bains.

Notre service de gynécologie se compose donc de 24 lits en deux salles, et 12 chambres isolées. Les opérées sont d'abord placées dans l'une des quatre chambres du pavillon à opérations et, au bout de quelques jours, quand elles sont en état de supporter le transport, dans l'autre pavillon.

Le grand nombre de chambres nous donne la possibilité de recevoir des pensionnaires.

### HOPITAL GÉNÉRAL

L'hôpital Saint-Joseph est situé a l'ouest de Paris, près des fortifications, dans un quartier aéré et très sain. Le terrain, de forme allongée, a facilité l'exécution du plan général par pavillons séparés, reliés par des galeries.

Au milieu est le pavillon central qui contient les services généraux, cuisine à feu vif, pharmacie, lingerie, communauté. Ce pavillon est sensiblement au centre de tout l'hôpital. A l'est est le service de chirurgie générale, comprenant 4 pavillons ; à l'ouest, la médecine, avec 8 pavillons ; à 30 mètres à l'est de la chirurgie sont : la buanderie de l'hôpital, avec séchoir aérien et à air chaud, force motrice, étuve à désinfection, système Généste et Herscher ; puis, à 30 mètres plus à l'est, le service des enfants, médecine et chirurgie.

Les pavillons sont d'un type uniforme : un rez-de chaussée et un premier. Ils sont élevés à 1 m. 50 au-dessus du sol, avec un sous-sol de près de 3 mètres de haut, par conséquent, à l'abri de l'humidité. Les pavillons sont reliés par des galeries couvertes. Chaque pavillon contient deux salles superposées à 12 lits, et 6 chambres à 1 lit, pour les malades qui ont besoin d'isolement.

Les salles ont 4 m. 50 de haut, 16 mètres de long et 7 de large. Les angles sont arrondis. Elles sont peintes à l'huile et au vernis. Sur les côtés sont quatre fenêtres, montant jusqu'au plafond.

Le chauffage se fait par un calorifère du système Généste et Herscher, par des tuyaux à eau chaude, qui vont même dans les water-closets.

La ventilation est assurée par des fenêtres et des ventouses placées dans le haut des salles.

Les water-closets sont situés à l'extrémité des salles, isolés par un couloir aéré, de telle sorte qu'aucune mauvaise odeur ne passe dans la salle.

Les pavillons sont construits en pierre blanche, rehaussée par un bandeau de brique rouge, avec toits en tuile rouge. Entre les pavillons sont des jardins pour les malades, ce qui donne à l'ensemble un aspect gai et frais, qui ôte toute idée d'hôpital.

Le service des morts est près de la buanderie. La salle des autopsies est dissimulée par des arbres. Les corps sont apportés de tout l'hôpital par des galeries souterraines, qui épargnent aux vivants un spectacle toujours affligeant.

L'hôpital Saint-Joseph complètement terminé pourra recevoir environ 450 malades, adultes et enfants, répartis dans plusieurs services de médecine et de chirurgie, qui comprendront toutes les maladies générales, toutes les spécialités et une maternité.

En terminant, nous tenons à féliciter notre intelligent architecte M. Lequeux, qui a conçu le plan de ce bel hôpital, et à le remercier de la complaisance avec laquelle il a mis à notre disposition tous les dessins qui facilitent l'intelligence de ce travail.

Août 1892.

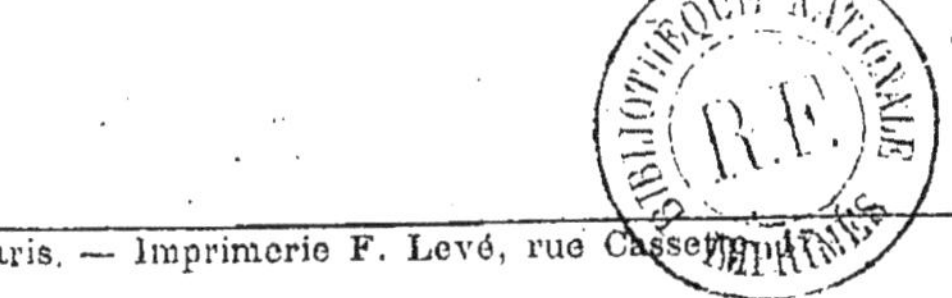

Paris. — Imprimerie F. Levé, rue Cassette...

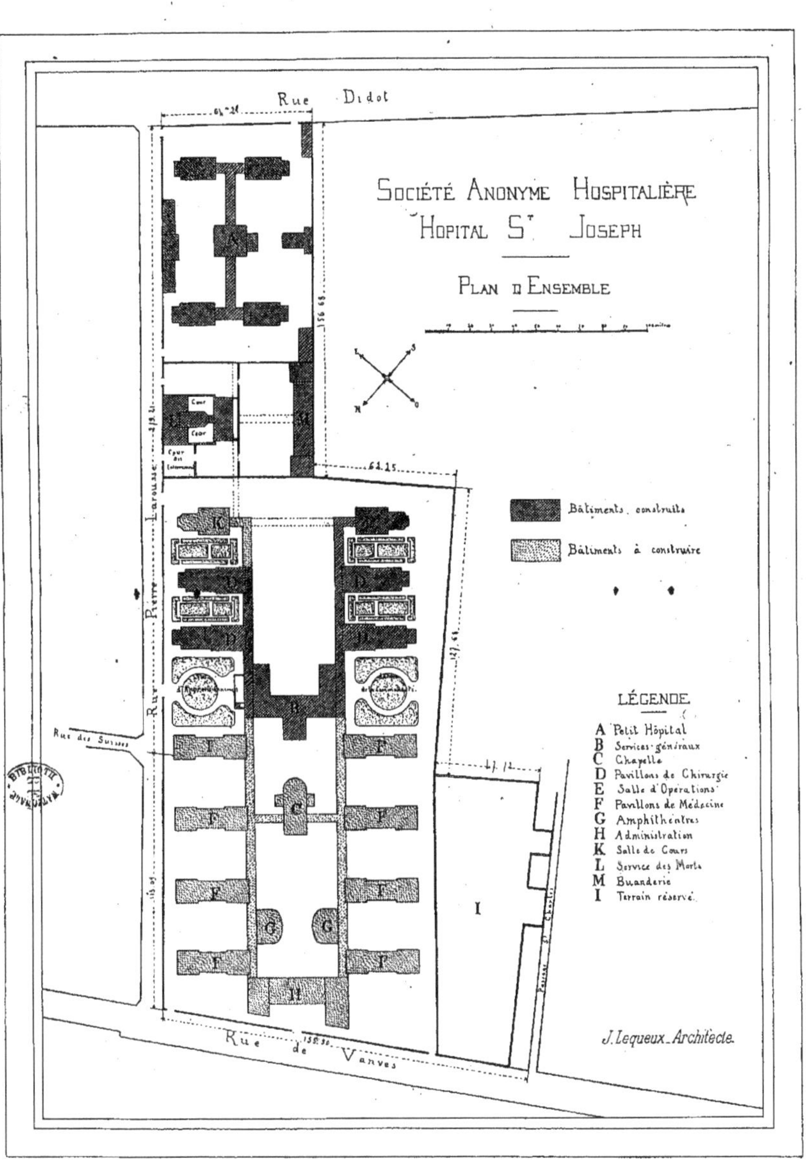

Rue Didot
Société Anonyme Hospitalière
Hôpital St Joseph
Plan d'Ensemble
Rue des Suisses
Rue de Vanves
Bâtiments construits
Bâtiments à construire
LÉGENDE
A   Petit Hôpital
B   Services généraux
C   Chapelle
D   Pavillons de Chirurgie
E   Salle d'Opérations
F   Pavillons de Médecine
G   Amphithéâtres
H   Administration
K   Salle de Cours
L   Service des Morts
M   Buanderie
I   Terrain réservé
J. Lequeux _ Architecte.

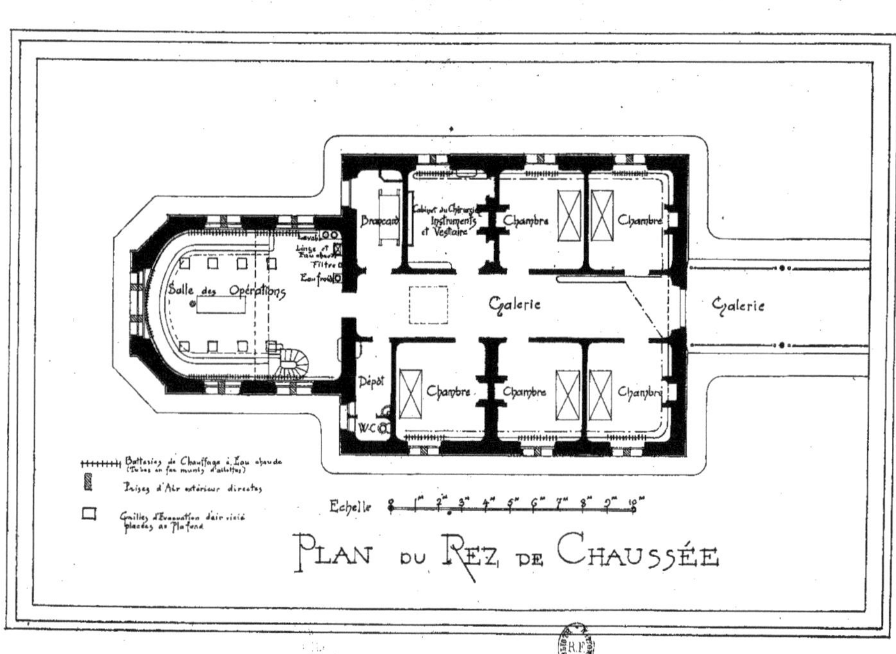


PLAN DU REZ DE CHAUSSÉE

PAVILLON DES OPÉRATIONS

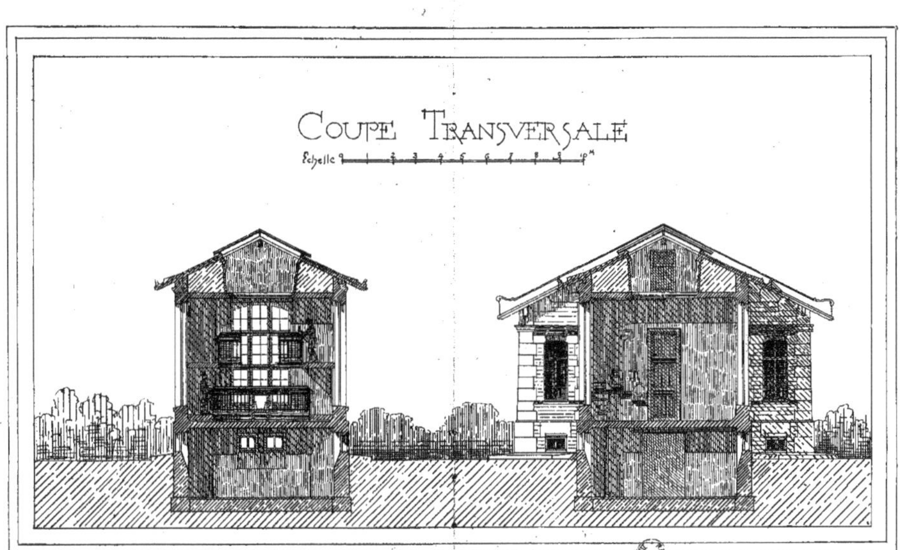


PAVILLON DES OPÉRATIONS

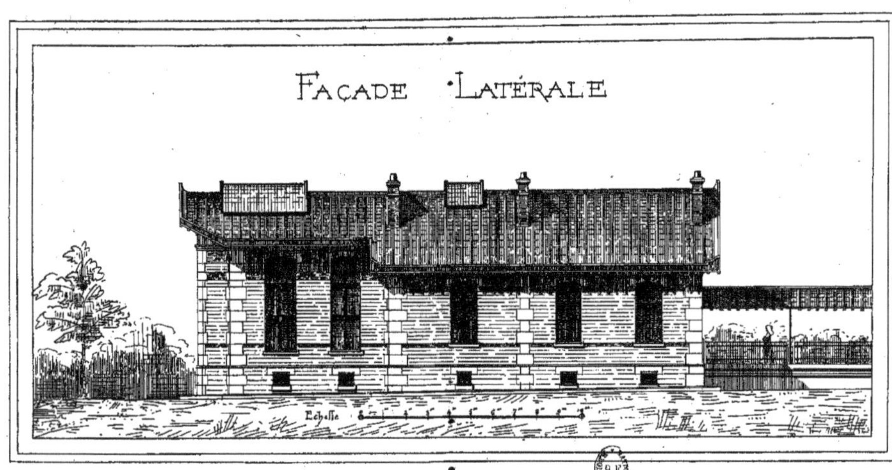



PAVILLON DES OPÉRATIONS

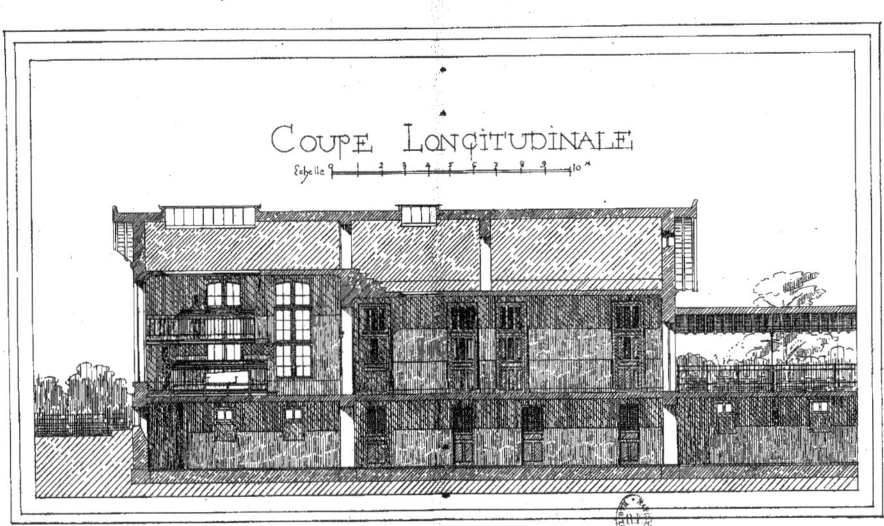



PAVILLON DES OPÉRATIONS

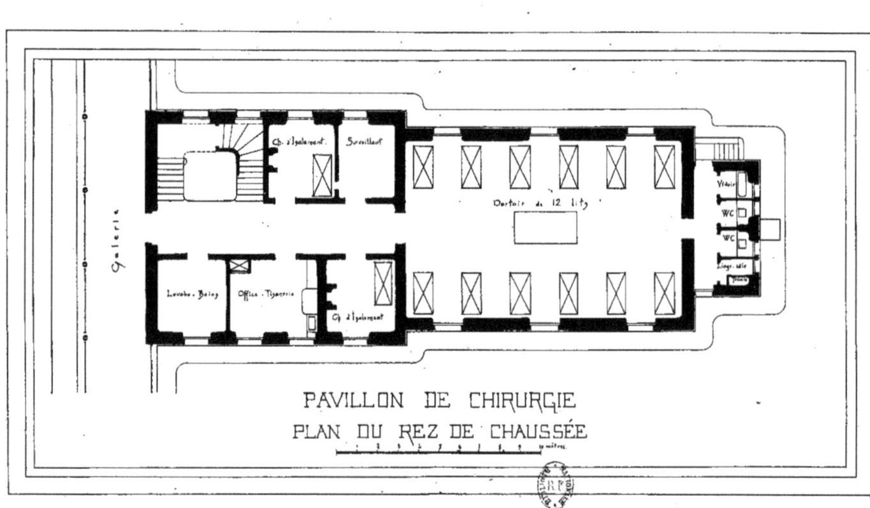

Galerie
Ch. d'Isolement.
Surveillant
Dortoir de 12 lits
Lavabo - Bains
Office - Tisanerie
Ch. d'Isolement
Vidoir
WC
WC
Linge - sale
PAVILLON DE CHIRURGIE
PLAN DU REZ DE CHAUSSÉE

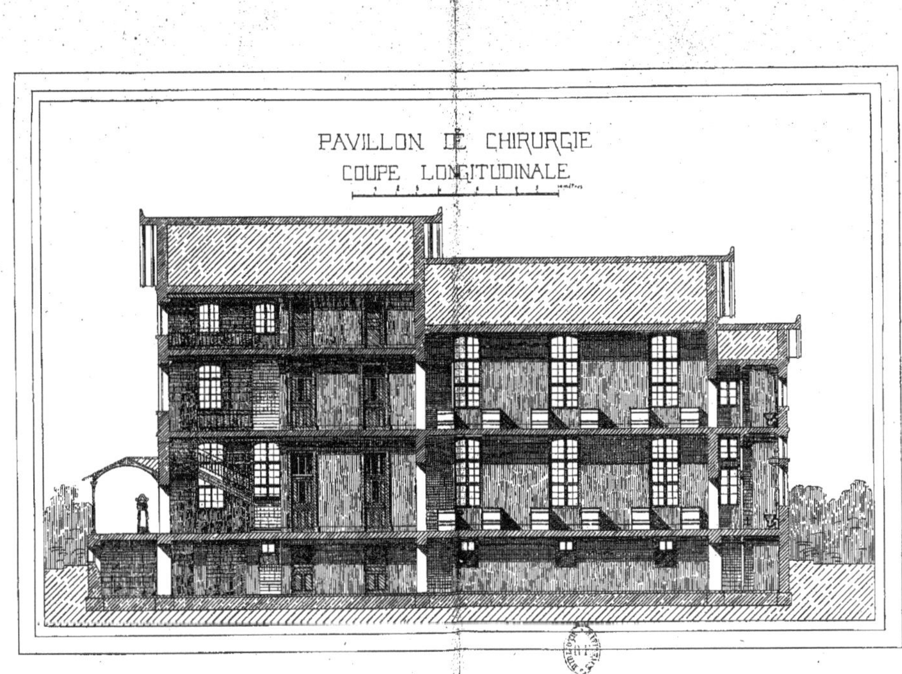
PAVILLON DE CHIRURGIE
COUPE LONGITUDINALE
mètres